Albert Dastre

L'Otothérapie

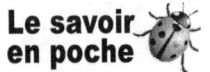

Le savoir en poche

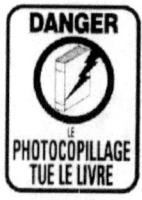

Albert Dastre

L'Otothérapie

Le savoir
en poche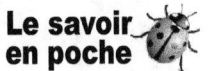

Table de Matières

Section I

L'opothérapie consiste dans le traitement des maladies par les extraits d'organes animaux. Un état anormal, une condition morbide, sont-ils créés par l'altération d'un organe, par son insuffisance congénitale ou acquise, ou administre au sujet malade le suc du même organe emprunté à un animal sain. Telle est la méthode. Elle est nouvelle. C'est un savant contemporain, Brown-Séquard, naguère professeur de médecine au Collège de France, qui l'a créée. La dénomination qui la désigne, tirée du grec, *opos*, suc extrait, est plus récente ; on la doit, si nous ne nous trompons, à un professeur de la Faculté de Paris, M. Landouzy, qui a examiné d'une manière approfondie cette intéressante question.

La méthode date exactement d'une dizaine d'années. Si l'affirmation qu'il n'y a rien d'entièrement nouveau sous le soleil est vraie dans beaucoup de cas, elle ne l'est pas ici. Il serait difficile de trouver à Brown-Séquard d'autres précurseurs que le centaure Chiron, à qui fut confiée l'éducation d'Hercule et celle d'Achille, et qui nourrissait ses élèves avec la moelle du lion pour leur en infuser le courage et la vigueur. En dehors de la légende, on ne peut guère mentionner que quelques pratiques de la médecine arabe qui ne s'est pas fait faute d'employer des substances empruntées à différents organes des animaux. Héritière de ces traditions, l'antique pharmacopée introduisait en des potions ou apozèmes aussi bizarres que répugnants le sang du renard, le corps de la vipère, le foie du chien et le cœur de la tourterelle. L'homme mordu par un chien enragé devait manger la chair de l'animal qui l'avait blessé. Il n'y a pas d'intérêt à rechercher les raisons qui inspiraient de telles pratiques. Il suffira de faire remarquer, avec M. Landouzy, qu'elles ne sont pas sans présenter quelques ressemblances curieuses avec la méthode opothérapique moderne. Mais, d'autre part, elles s'en distinguent par la pensée qui les inspirait et qui n'était autre chose qu'une idée superstitieuse, tandis que l'opothérapie moderne s'appuie sur une doctrine physiologique bien établie, la doctrine des sécrétions internes.

La notion des sécrétions internes n'est pas due à Brown-Séquard. Il n'a créé ni le nom ni la doctrine, ni même apporté aucun argument nouveau et certain à son appui. Mais il l'a vulgarisée dans le monde médical ; et les médecins, en reconnaissance de cet enseignement nouveau pour eux, mais banal pour les physiologistes, ont attribué à leur maître une découverte qu'il n'eût sans doute pas réclamée.

Dès le début, alors que ses tentatives rencontraient presque partout un accueil défiant ou ironique, Brown-Séquard les plaça sous la protection de ce principe physiologique que Legallois avait clairement exprimé en 1801, dont Claude Bernard avait donné une démonstration positive avant 1855, et auquel les travaux plus récents de Schiff, Reverdin et Kocher sur la thyroïde, de von Mering et Minkowski en ce qui concerne le pancréas, venaient d'apporter précisément une consécration nouvelle et définitive. Ainsi justifiée dans son point de départ, l'opothérapie se présentait comme une méthode rationnelle et véritablement scientifique ; elle échappait au reproche de grossier empirisme sous lequel elle eût été accablée.

Réduite à elle-même, il lui aurait fallu, pour s'imposer au monde médical, des succès miraculeux et invariables, impossibles à espérer. Au contraire, offerte comme une simple application des vérités physiologiques expérimentalement démontrées, il devait suffire qu'elle constituât une médication avantageuse, utile, plus ou moins curative, pour se faire une place dans la pratique. Et c'est en effet ainsi que les choses se sont passées. L'Opothérapie est bien loin d'avoir justifié les enthousiasmes de son créateur ; mais elle constitue réellement, dans un petit nombre de cas, une médication efficace, à côté de la sérothérapie et des grands progrès introduits par la révolution pastorienne dans l'hygiène, la médecine et la chirurgie de notre temps, il y a une place, modeste sans doute, mais encore honorable, pour la méthode de Brown-Séquard

C'est ce que nous voudrions montrer ici, en nous bornant, selon notre habitude, à l'examen des questions d'origine et de principe, impliquées dans toute découverte scientifique.

Section II

Le premier document relatif à la méthode opothérapique est une communication faite par Brown-Séquard, à la Société de Biologie dans la séance du 1er juin 1889.

C'était, en deux mots, l'histoire d'un vieillard qui venait, comme Faust, de retrouver la jeunesse. Agé de soixante-douze ans, ainsi que le narrateur lui-même, il avait commencé depuis quelques années d'éprouver plus lourdement le poids de la vieillesse. Il sentait décliner de jour en jour sa vigueur physique ; voué aux travaux de l'esprit, comme le narrateur encore, — dont le public comprit bien qu'il entendait l'autobiographie, — ce savant était devenu incapable d'en supporter longtemps la fatigue. Dans tous les rouages de l'économie se manifestaient les mêmes symptômes de décadence ; la machine montrait partout son usure. Les fonctions purement végétatives suivaient la décadence des fonctions plus nobles : les sécrétions étaient rares, les ingestions pénibles, les exonérations paresseuses.

En un mois, grâce à la médication orchitique, cet état de choses avait entièrement changé. Les tares de la sénilité avaient disparu. La force musculaire avait subi une notable augmentation. Le labeur mental plus actif était supporté plus longtemps ; les fonctions atténuées s'étaient restaurées ; les fonctions « abolies étaient restituées. C'était un véritable rajeunissement physiologique. Renan, que son collègue du Collège de France entretenait de ces effets merveilleux, avait prononcé le mot de « fontaine de Jouvence. »

Mais c'était une fontaine où il ne suffisait pas de boire une seule fois ; il fallait y revenir sans cesse, car l'amélioration était passagère et l'effet ne se soutenait pas au-delà d'un certain temps. Bien évidemment les tares irréparables de la sénilité, et les stigmates anatomiques n'avaient pu s'effacer, car l'organisme ne saurait remonter le cours de son évolution. Les phénomènes ne se traduisaient point au dehors par une véritable restauration des formes et des apparences. C'était un rajeunissement tout intérieur, un réveil et un rétablissement des énergies nerveuses et peut-être un arrêt momentané ou un ralentissement de la chute qui emporte l'être vivant sur la pente de la décrépitude. Pour tout dire en un mot, c'était un fait d'excitation nerveuse se traduisant par l'accroissement des forces, par l'impression du bien-être et de la vigueur accrue ; c'était, pour employer le langage médical, un effet d'euphorie et d'invigoration.

Ce récit inattendu fut écouté dans un silence complet, qui traduisait plutôt l'étonnement et le doute, que l'acquiescement. Il n'y avait d'ailleurs, dans les faits annoncés, rien qui pût, *a priori*, provoquer la contradiction de la part d'hommes versés dans les études physiologiques. Mais pour approuver, il fallait attendre que les faits fussent confirmés et que la relation de cause à effet fût mise hors de doute entre ce « rajeunissement physiologique » et l'injection de liqueur orchitique à laquelle il était attribué.

La Société de Biologie n'est pas un milieu réfractaire aux nouveautés ; c'est au contraire, comme le disait récemment M. Berthelot dans l'éloge académique de Brown-Séquard,

« un milieu excellent pour l'étude et la discussion de problèmes naturels ; on y trouve les conditions d'une sincérité et par conséquent d'une certitude plus grande dans les démonstrations, » que cela n'a lieu dans les académies. C'est, en somme, une académie moins solennelle et offrant, dans l'ordre des sciences de la vie, une compétence peut-être plus étendue que son aînée. Brown-Séquard en avait été, avec Claude Bernard, Ch. Robin, Rayer et Berthelot lui-même, l'un des fondateurs. Il en était alors le président ; il s'y trouvait entouré du respect dû à sa laborieuse carrière et des sympathies que lui avaient acquises son obligeance et sa constante bienveillance. L'auditoire était donc bien loin d'être hostile, mais il n'était pas convaincu et ne voulait pas être abusé. Sa froideur et la réserve de son accueil s'expliquaient d'ailleurs par l'enthousiasme excessif de l'orateur ; c'était une attitude de mise en garde. Dans la discussion des vérités scientifiques, l'effet est immanquable : à l'exaltation d'un côté, répond, de l'autre côté, la défiance. L'événement a prouvé d'ailleurs que cette réserve était parfaitement justifiée. Aujourd'hui encore, après dix ans écoulés, et tant de discussions, je ne doute pas que le sentiment de la majorité des membres de celte Société savante sur cette question du suc orchidien serait encore la même.

Et cependant, il n'y avait rien que de très naturel dans cette autre observation, si l'on prenait la peine de la traduire dans un langage plus mesuré, et si l'on voulait n'y voir qu'une action excitante exercée par un suc organique sur le système nerveux. Elle ne choque aucune doctrine établie ; elle ne contredit aucun fait ; elle s'accorderait plutôt avec d'autres observations. Déjà en 1878, un chimiste, Schreiner, avait extrait de l'organe orchidien une substance chimique cristallisée, la spermine, voisine de la pipérazine. Or, cette base alcaloïdique d'après un physiologiste russe, M. Poehl, est précisément capable de produire sur l'appareil nerveux une action très analogue à celle que

Brown-Séquard attribuait à son liquide.

D'ailleurs le progrès des recherches contemporaines a révélé l'extrême activité des liquides ou des substances de toute espèce qui existent dans les tissus animaux lorsqu'on les fait agir hors de leurs lieu et place. Le règne minéral a eu longtemps le privilège de fournir des médicaments ou des poisons aux êtres animés ; d'autre part, les tissus, les liquides ou les extraits des plantes jouent dans la thérapeutique et la toxicologie le rôle étendu que l'on connaît. L'efficacité et l'infinie variété des produits animaux, lorsqu'on les essaie avant de les soumettre à l'action du feu, ou de les altérer par l'action destructive des sucs digestifs, était dans l'ordre des faits à prévoir. C'est aujourd'hui une vérité positive. La doctrine des auto-intoxications, qui dispute à la doctrine microbienne le vaste domaine de la causalité morbide et l'explication des phénomènes pathologiques, est précisément fondée sur cette puissance toxique des sucs produits par les éléments et tissus de l'organisme animal, leucomaïnes, ptomaïnes, toxines. La médication sérothérapique, grande conquête de la médecine contemporaine, est, dans un autre sens, une démonstration nouvelle de l'énergie qui réside dans ce même ordre d'agents.

Cette énergie, si l'on ne veut l'envisager que dans son résultat final, il faut bien qu'elle aboutisse à un effet ou utile ou nuisible. C'est le cas des a gens minéraux ou végétaux : favorables ou nocifs suivant les circonstances de leur emploi ; médicaments ou poisons, selon la dose. Il y a une raison pénétrante à cette inversion d'effets due à une même substance, qui sera, par exemple, excitante et peut-être bienfaisante à une certaine dose, et au contraire paralysante et nocive, à une dose plus élevée. Mais ce n'est pas le moment d'entrer dans un tel examen.

L'opothérapie ne serait donc rien si elle se contentait d'affirmer l'énergie d'action des extraits d'organes, ou seulement une certaine utilité de leur emploi. Ce serait une banalité. S'il y a action, il n'y a que deux sens à cette action : il faut bien qu'elle soit plus ou moins favorable ou défavorable.

L'opothérapie affirme *a priori* quelque chose de plus, c'est, à savoir, une certaine espèce d'action déterminée des extraits d'organe qui agiraient sur l'économie comme l'organe, s'il était sain, le ferait lui-même et en tiendraient la place. Dans beaucoup de cas, cette affirmation est sans doute une erreur, et c'est pour cela qu'il n'y a pas, dans le vrai sens du mot, une méthode opothérapique générale. Mais, à prendre les choses au pis, cette erreur, si c'en est une, pouvait encore servir la science et l'a servie, en effet, parce qu'elle n'est pas une *erreur paresseuse*, détournant de la recherche, comme l'étaient les fantômes, les entités, les êtres de raison de la médecine ancienne. Elle a obligé les physiologistes et les médecins à étudier les propriétés physiologiques réelles des sucs auxquels la doctrine en prêtait d'imaginaires.

Mais, elle a mieux que cela à son actif. Il y a des cas certains, quoique peu nombreux, où l'opothérapie est, à quelque degré, ce que son fondateur a cru qu'elle était véritablement, c'est-à-dire une méthode ou une direction d'action. C'est ce qui arrive dans quelques-unes des affections de la glande thyroïdienne ou du pancréas, où le suc remédie vraiment à l'insuffisance de l'organe.

Ces cas ne sont point ceux que Brown-Séquard avait en vue ; d'autres savants en avaient éclairci l'étude. Quant à lui, il avait pris comme projet de départ et comme champ d'action la glande orchitique et le suc de cet organe.

On a vu que l'expérience qu'il avait hardiment tentée sur lui-même avait eu un résultat excellent. Elle était à la fois à l'honneur de ses prévisions et aussi de son courage. D'ailleurs il avait été toute sa vie coutumier de ces hardiesses. Au début de sa carrière il avait exécuté sur lui-même les expériences que Spallanzani, au siècle dernier, avait réalisées sur des corbeaux lorsque, voulant étudier le suc de l'estomac, il faisait avaler à ces oiseaux des éponges attachées par une ficelle qui permettait de les retirer imbibées du précieux liquide. Une autre fois, Brown-Séquard n'avait pas hésité à tirer de sa propre veine le sang vivant nécessaire à l'une de ses expériences.

C'est un point de vue trop exclusif de considérer la vieillesse comme une sorte de maladie ou de déchéance organique, liée chez l'homme à l'insuffisance d'action d'une certaine glande. C'est celui, pourtant, où se sont placés en tous les temps quelques médecins, et après eux les partisans de l'opothérapie. Cette opinion se fonde sur des observations exactes que tous les éleveurs ont pu faire sur les animaux bistournés. L'émasculation retentit sur toute l'économie : elle modifie la nutrition générale ; elle produit une tendance à l'engraissement et au lymphatisme ; elle arrête le développement de la crête, des ergots et des cornes ; elle déprime le système nerveux et brise l'indocilité du caractère. L'opération pratiquée, jadis, en Italie et en Orient chez les enfants, avait pour conséquence un arrêt de la croissance, une efféminination du corps qui s'empâte au lieu de présenter les formes toreuses et musclées de la statuaire. Le larynx, la voix, le système pileux, gardent les caractères qu'ils ont dans l'enfance. Cette caricature vieillie de l'enfance, c'est l'infantilisme. Quant aux facultés intellectuelles et morales, elles participent de l'abaissement général dc la vitalité. Les historiens ont souvent stigmatisé la débilité mentale et la honteuse faiblesse morale des favoris que les empereurs de Rome et les souverains de l'Orient avaient choisis parmi leurs eunuques. Pour un Aristonicus qui sait commander les armées de Ptolémée, pour un philosophe comme Favorinus qui tient tête à Adrien, combien l'histoire n'enregistre-t-elle pas de Sporus et de Photin !

D'après ces idées et d'après le principe qui sert de fondement à son emploi, l'extrait orchidien devait bien être une sorte d'antidote de la vieillesse. Il devait, outre cette stimulation générale du système nerveux dont l'auteur avait ressenti les bienfaisants effets, susciter dans l'organisme toutes les activités qui sont corrélatives au fonctionnement des organes, et qui se déploient pendant les périodes de la jeunesse et de la maturité. Mais ces changements, on ne les a pas observés.

Voici dix ans que la médication brown-séquardienne a été expérimentée dans le monde entier. Un nombre immense d'applications en a été fait. On a publié les résultats les plus divers et les plus stupéfiants : on lui a attribué la guérison de l'ataxie locomotrice, de la tuberculose, du cancer ; l'amélioration mentale des aliénés, la restauration de l'organisme épuisé, le relèvement des forces, la récupération de la santé, l'immunisation contre les infections diverses, la résurrection, la vie. D'autre part, il n'y a pas eu un cas favorable qu'un cas contraire n'ait contredit ; si bien que, rebuté de ces récits où un esprit scientifique ne trouve que des occasions de défiance, on est obligé d'éliminer les observations médicales ou cliniques et de se réfugier dans l'appréciation des résultats expérimentaux. Mais, là encore renaissent les controverses, lot fatal des expériences mal faites. Brown-Séquard annonce une résistance plus longue à la mort par hémorragie ; Grégorescu (de Bucarest), une augmentation de la vitesse de la conduction nerveuse ; Capriati, Zolh et Pregl, un accroissement de la force musculaire chez l'homme qui a reçu une injection de suc orchitique ; il semble bien, en fin de compte, que ce dernier effet soit le seul qui présente quelque constance ou quelque réalité.

Et maintenant, après tant d'années d'épreuves, peut-être sera-t-il permis de porter enfin un jugement sur cette tentative célèbre, — non pas sans doute sur les autres parties de la méthode que nous allons examiner dans un instant, mais sur celle même qui en a été le point de départ et qui a fourni à l'auteur les éléments de sa conviction, — les autres parties étant l'œuvre d'autres savants, œuvre déjà entièrement achevée ou presque achevée au moment où fut formulé le principe général de la méthode opothérapique. Ce verdict, parfaitement désintéressé, nous l'empruntons à la monographie écrite il y a quelques mois par MM. Gilbert et Carnot pour l'enseignement de la jeunesse médicale : « Après avoir été expérimentée ardemment, cette médication est à peu près abandonnée ; aucun fait nouveau, la concernant, n'a paru dans ces années dernières… L'exemple sur lequel Brown-Séquard avait fondé sa théorie était mal choisi. »

Section III

On ne trouverait peut-être pas d'autre exemple dans la science d'une doctrine qui, après avoir subi une si cruelle épreuve, n'en soit pas morte du coup. Et pourtant, l'échec de la médication séquardienne, prototype de l'opothérapie, qui était présentée par son auteur comme l'illustration, le garant, le modèle par excellence de la méthode, n'a pas entraîné la ruine totale de celle-ci. Le désastre est resté partiel. La pratique a été sauvée par la théorie. Elle était l'application, incorrecte sans doute et mal interprétée, d'une solide doctrine, celle des sécrétions internes. Cette fondation scientifique, indestructible, a permis, après l'écroulement de la première construction, d'en élever d'autres. De celles-là, l'opothérapie thyroïdienne est de beaucoup la mieux venue. On a vu surgir à côté d'elle, avec des fortunes diverses, les médications par les sucs pancréatique, hépatique, splénique, ganglionnaire, pulmonaire, rénal, surrénal, ostéo-médullaire et nerveux.

Une place à part doit être faite à la médication ovarienne.

On a vu tout à l'heure que le suc orchidien, actif comme la plupart des sucs animaux, ne l'était pourtant pas à la façon qu'imaginaient les médecins opothérapistes. Il ne remédiait pas, chez les animaux, à l'émasculation ; il exerçait, suivant des circonstances diverses et mal précisées, des actions inégales et quelquefois différentes de celles que l'on attendait.

Le suc ovarien semble s'être montré moins irrégulier. L'opération qui chez les mâles de beaucoup d'espèces constitue une pratique ordinaire de l'élevage n'est que très accidentellement exécutée chez la femelle. Cependant elle l'a été assez de fois pour que l'on en connaisse exactement les conséquences.

On les connaît aussi en ce qui concerne l'espèce humaine. La généralisation des méthodes gynécologiques en a permis l'observation. Contrairement à ce que l'on pourrait croire, les effets chez la femme en sont aussi marqués que chez l'homme ; l'organisme tout entier en ressent aussi fortement le contre-coup. Pratiquée dans l'enfance ou la jeunesse pour remédier à quelque affection grave, l'opération a pour conséquence l'arrêt du développement. C'est le même fait qui se produit chez l'homme. La taille, les formes, la voix, le développement mental, le caractère, restent immobilisés ; le corps vieillit en conservant l'apparence caricaturale de l'enfance ; les tissus s'empâtent et sont envahis par la graisse. Si l'ablation a lieu plus tard et si elle est complète, la femme tend à perdre les caractères de son sexe : elle se masculinise ; la voix prend une gravité et une rudesse toutes viriles ; le léger duvet qui naguère ombrait à peine les lèvres et les joues se développe au point qu'il ne déparerait pas un visage masculin.

La médication par le suc ovarien ne change rien à ce tableau. Mais elle remédie à d'autres désordres, à des accidens aigus qui suivent l'opération plus ou moins complète et qui s'observent aussi à quelque degré dans les cas d'insuffisance fonctionnelle de ces glandes. Ce sont des troubles nerveux caractérisés par une instabilité perpétuelle, une irritabilité excessive, la tristesse hypocondriaque, l'impuissance mentale, les idées de suicide, des vertiges, des sensations de faiblesse ou de défaillance, quelquefois de véritables crises syncopales. Ces désordres s'accompagnent d'autres manifestations morbides, de bouffées de chaleur au visage, de poussées congestives du côté du foie, des glandes mammaires et rénales.

L'administration, à la dose de quelques décigrammes par jour, d'une poudre obtenue en desséchant des ovaires de brebis suffit, dans beaucoup de cas, à faire disparaître ces conséquences de l'intervention chirurgicale. M. Jayle, en 1896, et beaucoup d'autres médecins ou chirurgiens depuis lors ont obtenu des résultats excellents de ce traitement. Il est encore utile, dans quelques cas, contre les troubles du retour d'âge, ou dans certaines affections spéciales au sexe féminin. On l'a préconisé enfin contre une redoutable affection, le ramollissement des os, l'ostéomalacie, qui semble rattachée par quelque lien à l'altération de la glande ovarienne : mais déjà, sur ce point, les controverses ne permettent plus de se faire une opinion nette. En résumé, l'opothérapie ovarienne peut rendre des services.

On n'en peut pas dire autant, avec assurance, du plus grand nombre des autres applications. A part l'opothérapie thyroïdienne qui est hors de conteste, tout le reste est sujet à discussion. Appliquée au traitement de l'obésité, la médication thyroïdienne a donné plus de déboires que de succès ; mais elle a produit des résultats avantageux dans les cas de goitre et de crétinisme, et elle s'est montrée d'une efficacité souveraine contre l'affection du myxœdème. Il est incontestable que le suc supplée l'organe déficient ou remédie à son insuffisance. Le suc pancréatique présente aussi une efficacité qui, au point de vue physiologique et expérimental, n'est pas douteuse.

Ces deux applications de la méthode, il faut le dire ici, sont bien près d'en avoir précédé la naissance. Préparées par des études d'un intérêt scientifique profond et d'une exécution irréprochable, amenées jusqu'au seuil de la pratique par des tentatives de greffe qui sont une forme de traitement équivalente à l'emploi des sucs, et peut-être plus rationnelle, on ne voit pas ce qu'elles doivent à l'opothérapie. On voit, au contraire, parfaitement ce que l'opothérapie leur doit, puisqu'elles en restent les colonnes et le véritable soutien.

Quant aux autres tentatives, on ne peut guère les considérer que comme des jalons d'attente. Une somme d'efforts énorme y a été dépensée vainement. Ils auraient été plus fructueux sans doute s'ils eussent été employés à creuser un sillon profond, au lieu de se disperser à tous les points de l'horizon. Les médecins ont essayé tous les extraits contre toutes les maladies ; ils ont procédé un peu à la façon des chercheurs d'or. Ils poursuivaient la grosse pépite. Ce n'est pas ainsi que dans le domaine scientifique se font les grandes fortunes ; c'est par un travail plus approfondi. Et, de fait, c'est sans grand succès que jusqu'à présent les opothérapistes ont exploré tous les organes. On a essayé les extraits de substance nerveuse contre la rage (Babes) et contre la neurasthénie (C. Paul) ; le liquide céphalo-rachidien contre l'ataxie locomotrice (Cros) ; le corps pituitaire contre l'acromégalie ; l'extrait du corps ciliaire contre certaines inflammations de l'iris (Dor) ; l'extrait du cœur contre la faiblesse du muscle cardiaque (Hammond) ; l'extrait de muscle contre certaines affections musculaires ; l'extrait de cartilages contre l'arthrite sèche (S. Hyde) ; la moelle des os contre l'anémie et la chlorose (Golscheider) ; la rate contre le paludisme ; le suc pulmonaire contre la phtisie (Grasset) ; l'extrait du rein contre l'urémie (Dieulafoy) ; l'extrait des capsules surrénales contre la maladie d'Addison ; le suc du pancréas contre le diabète ; le tissu du foie contre des affections diverses. Si le bénéfice de tant d'efforts est resté douteux, c'est que la méthode est réellement impuissante ou qu'elle a été appliquée à faux. Pour décider entre ces deux alternatives, il faut examiner les fondements mêmes de la méthode, c'est-à-dire la doctrine des sécrétions internes.

Section IV

Les Sécrétions internes. — Le mot de *sécrétion interne* a été créé par Claude Bernard bien avant 1855. C'est ce physiologiste qui a fourni le premier exemple d'une production de ce genre, le plus clair et, peut-on dire, le seul qui, jusqu'à présent, soit connu exactement. Il a en effet distingué dans le foie la *sécrétion externe*, la bile, qui se déverse dans le tube digestif, de la *sécrétion interne*, le sucre, qui se déverse dans les vaisseaux sanguins. L'éminent physiologiste n'a pas dit que le sucre constituait à lui seul toute la sécrétion interne, c'est-à-dire tout ce que le sang reçoit de l'organe hépatique ; il a même dit le contraire. Mais il a affirmé que le sucre était un élément essentiel de cette sécrétion, et qu'il possédait une importance incalculable. Sans lui, pas de mouvement, pas de locomotion possible, puisqu'il entretient la contraction musculaire : sans lui, pas de vie puisqu'il est un aliment de toutes les parties.

Le sang conserve, en lui, un souvenir matériel de son passage dans le foie et la trace fortement imprimée de l'activité de cet organe. Toutes les parties de l'économie mettent à profit cette substance, qu'il a fabriquée ; par là, le fonctionnement et la vie de tous les éléments sont associés à son fonctionnement et à sa vie. Ainsi, grâce à cette sécrétion interne se trouve assurée une sorte de solidarité humorale qui est un caractère fondamental de la vie chez les animaux supérieurs.

Si le rôle du foie tenait tout entier dans la fabrication de sa sécrétion interne, il en résulterait une conséquence théorique singulière. On pourrait concevoir la possibilité de supprimer cet organe et de le remplacer par la solution sucrée qui serait injectée dans le sang. Cette conception, par trop simpliste, se trouve à la base de l'opothérapie ; son inexactitude évidente dévoile déjà l'erreur de principe de la méthode.

Un second exemple de sécrétion interne a été fourni par Je pancréas. Les expériences de von Mering et Min-kowski, en 1889, en ont établi l'existence nécessaire. La glande pancréatique verse dans le sang une substance qui est conduite au foie et qui est indispensable à cet organe pour en régulariser le fonctionnement glycogénique et le contenir dans des limites convenables. Grâce à cette sécrétion, l'activité du pancréas est associée à celle de la glande hépatique d'une manière directe, et par celle-ci, solidarisée indirectement avec celles de tous les autres organes. Mais cette fois, la substance n'a pas été isolée ; elle est bien loin d'être connue comme l'est le sucre hépatique ; elle n'a qu'une existence de raison.

On est un peu plus avancé dans le cas de la thyroïde. L'étude de la glande thyroïdienne, inaugurée en 1859 par Schiff, continuée en 1883 par les observations des chirurgiens suisses Reverdin et Kocher, et complétée enfin, en ces derniers temps, par les heureuses trouvailles des physiologistes contemporains, fournit le troisième exemple certain d'une sécrétion interne. On ne connaît pas intégralement sa composition, mais on a réussi à en isoler l'un des éléments essentiels, l'iodothyrine. Pour la troisième fois, nous rencontrons ici une espèce de sécrétion en vertu de laquelle un organe déterminé se trouve associé et solidarisé avec tous les autres.

Cette notion a été étendue par Claude Bernard à toutes les glandes closes, et, par suite d'une induction plus large encore dont la paternité remonte à Legallois, en1801, à tous les organes, à tous les éléments vivants. L'extension résulte immédiatement du principe de la nutrition. Tout tissu vivant, tout élément anatomique puise et rejette incessamment des matériaux dans le milieu qui l'entoure, milieu qui, chez les animaux supérieurs, se continue et se confond avec le sang lui-même. Parmi les substances empruntées ainsi au dehors, il y en a de communes ; telles, l'eau, l'oxygène ; mais il y en aussi qui sont plus ou moins spéciales à chaque particule vivante et qui composent en quelque sorte son régime particulier.

De même, il y a parmi les substances rejetées au dehors des matières banales, que toutes les cellules vivantes produisent indifféremment et éliminent comme des déchets : tels l'acide carbonique et l'eau. Mais on ne peut douter qu'il n'y en ait de plus ou moins spéciales à chaque catégorie de cellules, et témoignant de son activité propre ; l'on pourra, par analogie, appeler sécrétion interne cette espèce de substance fabriquée par la cellule et évacuée dans le sang, comme tout à l'heure le sucre quand il s'agissait du foie.

Cette manière d'être se traduira évidemment dans la composition du sang qui revient des organes. En supposant qu'ils reçoivent tous, par la voie artérielle, un sang identique, chacun renverra nécessairement un sang veineux différent. L'idée de l'unité du sang artériel, opposée à la diversité absolue des sangs veineux, est une de celles sur lesquelles Claude Bernard aimait à revenir : il l'a développée avec ampleur dans son cours de 1875.

Le sang veineux qui revient des organes au cœur droit est donc un mélange hétérogène qui conserve les traces matérielles de l'activité spéciale de toutes les catégories d'éléments vivants. Le poumon qui le reçoit ensuite lui fait subir des transformations inconnues ou dont nous ne connaissons tout au moins que la plus grossière, l'aération ; il le confie ensuite aux voies de transport, c'est-à-dire aux artères. Si l'on néglige les altérations subies en cours de route, ce liquide nourricier est donc une sorte de bazar ambulant où les produits de l'industrie de tous les ouvriers cellulaires, c'est-à-dire leurs sécrétions internes, sont offerts à tous. Chacun s'y pourvoit suivant son besoin ou son goût particulier.

Et par-là se trouve établie la solidarité, ou, comme l'on dit aujourd'hui, la symbiose de toutes les parties de l'organisme. Grâce à ce mécanisme humoral, le corps composé d'une multitude d'individus cellulaires, forme un système lié, cohérent, une individualité plus vaste, l'animal. La notion de cette solidarité humorale s'est montrée, infiniment suggestive. M. Armand Gautier y voit une « conception puissante, » capable de projeter une vive lumière sur les phénomènes vitaux.

Il y a un autre mécanisme d'association entre les individus cellulaires qui forment les corps vivants. C'est le système nerveux. Il permet, lui aussi, et d'une façon sans doute plus parfaite, la synergie des parties de l'organisme : il ajuste leurs activités, il les concerte. Il fait retentir la modification subie par chacun sur les autres, et d'une multitude il fait une unité. Le degré d'individualité d'un animal est proportionné au degré de solidarité de ses éléments : et celui-ci est, en quelque sorte, mesuré lui-même par le degré de développement et de perfectionnement du système nerveux.

Les idées de Claude Bernard sur les sécrétions internes ne sont pas restées ignorées, enfouies dans quelque recoin de ses œuvres. Elles ont été mises en parfaite lumière. Elles ont reçu la publicité répétée, de l'enseignement, du laboratoire et du livre. L'illustre physiologiste a bien dit ce qu'étaient les sécrétions internes. Il a fait ressortir l'universalité de ces productions, et l'importance de leur rôle, soit pour la constitution du sang, soit pour l'établissement d'une sorte de solidarité humorale entre toutes les parties de l'organisme. En vérité, rien ne manquait à la doctrine, ni le nom, ni la chose, ni la démonstration expérimentale dans un cas particulier, ni la conviction de son extension à tous les autres cas, ni le sentiment de sa portée considérable, ni la publicité. Il n'y avait plus que l'application qui fît défaut. Il était réservé à Brown-Séquard de réaliser ce dernier progrès.

Les physiologistes de profession savent bien ce qui appartient à chacun de ces maîtres : la doctrine à Claude Bernard ; à Legallois l'idée de la généralisation ; l'initiative de l'application à Brown-Séquard. L'un des meilleurs disciples de ce dernier maître, M. Gley, parfaitement informé à cet égard, a fait ce qu'il fallait pour éclairer l'opinion médicale. Il a reproduit des passages caractéristiques des leçons de Cl. Bernard en 1855 et du rapport de 1867 sur les *Progrès de la physiologie*.[1] On n'y pourrait ajouter que les développements du cours de 1875.

Mais on ne serait pas tout à fait juste pour Brown-Séquard si on ne lui accordait d'autre mérite que d'avoir suggéré l'application d'une doctrine déjà constituée de toutes pièces. Il a fait quelque chose de plus ; il a apporté à la théorie de ses prédécesseurs une modification en

1 Nous croyons devoir citer quelques-uns de ces passages : « J'ai appelé sécrétions externes celles qui s'écoulent en dehors, et sécrétions internes celles qui sont versées dans le milieu organique intérieur... Les sécrétions internes sont beaucoup moins connues que les sécrétions externes. Elles ont été plus ou moins vaguement soupçonnées, mais elles ne sont point encore généralement admises. Cependant, selon moi, elles ne sauraient être douteuses, et je pense que le sang, ou autrement dit le milieu intérieur organique, doit être regardé comme un produit de sécrétion des glandes vasculaires internes... Le foie représente deux sécrétions : l'une externe, qui coule dans l'intestin, la sécrétion biliaire ; l'autre interne, qui se verse dans le sang, la sécrétion glycogénique... Le foie glycogénique forme une grosse glande sanguine, c'est-à-dire une glande qui n'a pas de conduit excréteur intérieur. Il donne naissance aux produits sucrés du sang, peut-être aussi à d'autres produits albuminoïdes. Mais il existe beaucoup d'autres glandes sanguines, telles que la rate, le corps thyroïde, les capsules surrénales, les glandes lymphatiques, dont les fonctions sont encore aujourd'hui indéterminées. Cependant, on regarde généralement ces organes comme concourant à la régénération du plasma du sang, ainsi qu'à la formation des globules blancs et des globules rouges qui nagent dans ce liquide. » Cl. Bernard, *Rapport sur les progrès et la marche de la physiologie générale en France*. Paris, 1887, p. 73-84, et E. Gley, *L'Année biologique*, 1897, p. 315.

rapport avec le progrès des temps. On ne connaissait pas, à l'époque de Claude Bernard, l'extrême subtilité d'action des matières qui sont produites dans les organismes animaux. On n'avait qu'une très vague idée de la diffusion des ferments solubles, de l'existence des leucomaïnes, des ptomaïnes, des toxines et des anti-toxines. C'est dans la catégorie de ces agents nouveaux et puissamment actifs que Brown-Séquard n'hésita pas à ranger le grand nombre des sécrétions internes. Evidemment l'on ne peut songer à les y classer toutes, et particulièrement celles qui sont éminemment utiles à l'économie et dont le glycogène et le sucre resteront les types les plus parfaits. Mais beaucoup y trouvent leur place naturelle : toutes les recherches contemporaines déposent dans ce sens, et parmi elles il est nécessaire de citer d'abord celles de MM. A. Gauthier et Bouchard.

Il est permis de dire, maintenant, que les fondements de la méthode de Brown-Séquard nous apparaissent à nu. L'hypothèse primordiale, c'est que chaque partie du corps est représentée virtuellement et réellement dans le concert vital par une sécrétion interne qu'elle cède au sang et qui assure l'influence réciproque, la solidarité, et le concert des activités particulières. D'où cette conséquence qu'un tel suc tiendrait parfaitement la place de l'organe dans le fonctionnement total de la machine, au cas où celui-ci serait altéré ou détruit par la maladie. Mais ceci, sous deux conditions implicites : d'abord, que toute la fonction de l'organe se réduise à l'unique fabrication de cette sécrétion interne par laquelle on prétend le remplacer ; et, en second lieu, que l'artifice médical emploiera ce suc au même endroit et dans les mêmes quantités que fait la nature elle-même.

Ce sont ces conditions que l'on méconnaît. De là les échecs des praticiens. Il faudrait s'adresser aux organes dont toute la fonction est de produire une sécrétion interne ; il n'y a dans ce cas que les glandes closes ou vasculaires sanguines. Les autres s'approchent plus ou moins de cette condition, ou même s'en éloignent beaucoup. Tous les éléments cellulaires ne se contentent pas de fabriquer des sucs utiles ; il y en a qui sont investis d'une sorte de fonction de haute police qui consiste à en détruire de nuisibles. On ne peut supposer que la même sécrétion cumule ces rôles divers ou opposés, car elle serait alors le sosie parfait, l'équivalent absolu de l'élément vivant. — La question du lieu de l'intervention n'est pas, non plus, indifférente ; — enfin, l'exemple de la sécrétion hépatique nous enseigne l'importance de la dose, l'excès du sucre dans le sang étant nuisible comme son défaut.

Nous ne parlons pas des difficultés de la pratique, puisque l'ingénieux collaborateur de Brown-Séquard, M. d'Arsonval, les a résolues autant qu'elles pouvaient l'être. En résumé, et pour toutes ces raisons, si l'on voit bien que la plupart de ces tentatives médicales hasardeuses devaient échouer, on voit aussi pourquoi un très petit nombre d'entre elles avaient quelques chances de réussir.

ISBN : 978-1548214999